GUIDE PRATIQUE

POUR LE

TRAITEMENT PAR LA CHLORODYNE

DE LA

DIARRHÉE DE COCHINCHINE

ET

DES AFFECTIONS PARASITAIRES

DU TUBE DIGESTIF

PAR

M. DOUNON

DOCTEUR MÉDECIN DE LA FACULTÉ DE PARIS,
MÉDECIN DE 1re CLASSE DE LA MARINE,
MEMBRE TITULAIRE DE LA SOCIÉTÉ DE MÉDECINE PUBLIQUE ET D'HYGIÈNE
PROFESSIONNELLE,
MEMBRE CORRESPONDANT DE LA SOCIÉTÉ D'HORTICULTURE
DE NICE ET DES ALPES-MARITIMES.

DEUXIÈME ÉDITION

Revue, corrigée et considérablement augmentée

TOULON

TYPOGRAPHIE L. LAURENT, RUE NATIONALE, 49

1877

GUIDE PRATIQUE

POUR LE

TRAITEMENT PAR LA CHLORODYNE

DE LA

DIARRHÉE DE COCHINCHINE

ET

DES AFFECTIONS PARASITAIRES

DU TUBE DIGESTIF

PAR

M. DOUNON

DOCTEUR MÉDECIN DE LA FACULTÉ DE PARIS,
MÉDECIN DE 1ʳᵉ CLASSE DE LA MARINE,
MEMBRE TITULAIRE DE LA SOCIÉTÉ DE MÉDECINE PUBLIQUE ET D'HYGIÈNE
PROFESSIONNELLE,
MEMBRE CORRESPONDANT DE LA SOCIÉTÉ D'HORTICULTURE
DE NICE ET DES ALPES-MARITIMES,

DEUXIÈME ÉDITION

Revue, corrigée et considérablement augmentée

TOULON

TYPOGRAPHIE L. LAURENT, RUE NATIONALE, 49

—

1877

ERRATUM

Page 7, ligne 18, *au lieu de* 23 à 25 gram., *lise:* 16 à 17 gram.

GUIDE PRATIQUE

POUR LE

TRAITEMENT PAR LA CHLORODYNE

———————

Les quelques pages que je présente à mes lecteurs sont desti-
nées à résumer les indications qui doivent guider le médecin
dans l'application de la chlorodyne, et les divers détails du traitement. C'est un manuel, un guide pour le praticien.

Au fur et à mesure que de nouveaux malades viennent me
demander des soins, mon expérience s'accroît et mes opinions
se modifient. J'en suis arrivé à avoir sur les indications de ce
remède et sur son mode d'application des idées assez différentes
de celles que j'ai émises pour que je croie devoir en faire part
au public médical.

Je continue à admettre dans la diarrhée de Cochinchine trois
degrés : un premier, un second et un troisième degrés. Le premier et le deuxième sont bien connus et je n'ai pas besoin de
les décrire, ils correspondent aux cas léger et moyen. C'est sur
la description du troisième que j'insisterai surtout, parce que
sa distinction est importante. A cette période la chlorodyne ne
peut pas être appliquée, il est par conséquent très-utile de savoir
reconnaître si un malade y est arrivé ou non.

Voici quel est le tableau de cette période :

Facies déprimé, exprimant le calme et la résignation sauf à certains moments de crise ; traits tirés ; yeux grand ouverts et enfoncés ; la peau est collée contre les os, tant aux joues, que dans les fosses temporales et sur le crâne ; les oreilles sont saillantes et paraissent détachées ; le nez est effilé ; le cou est décharné, ses muscles se dessinent comme des cordes ; l'os hyoïde et le larynx font une saillie démesurée ; les membres sont réduits à un volume insignifiant ; les muscles sont atrophiés ; il ne reste plus de graisse sous la peau qui est très-amincie ; les articulations font une saillie très-forte comme les boules d'une altère ; l'intervalle situé entre le péroné et le tibia forme comme une véritable gouttière ; les côtes sont saillantes ; chaque espace intercostal représente une rainure profonde qui part du tiers postérieur et arrive au sternum ; les espaces sus et sous-claviculaires représentent des salières profondes ; l'appendice xyphoïde est rentré en dedans avec la peau qui le recouvre ; l'abdomen est excavé en barque ; il est généralement indolore, mais parfois cependant il y a des points sensibles.

Les organes génitaux sont flasques et pendants.

La peau est toujours sèche et rugueuse, parfois couverte d'une sorte de couche épidermique adhérente ; la transpiration est nulle ; les veines paraissent obturées, tant elles sont peu gonflées et apparentes ; si on pique la peau, le sang ne vient que très-difficilement et par suite de pressions prolongées ; la teinte de la peau est variable, mais en général, elle est pâle, mate, surtout au corps, comme si la circulation l'avait abandonné ; la face conserve parfois encore une certaine coloration.

Le pouls est petit, filiforme ; les battements du cœur ont beaucoup diminué d'intensité ; ses bruits s'entendent à peine ; il semble qu'il doive s'arrêter bientôt, et c'est du reste ce qui a lieu souvent, car on voit fréquemment ces malades mourir de syncope, en mangeant leur soupe, en allant à la garde-robe. La rate est atrophiée tellement que parfois on ne retrouve plus sa matité.

Les organes respiratoires ne présentent rien d'anormal qu'une diminution du souffle respiratoire et un ralentissement des mouvements.

C'est du côté des fonctions digestives qu'on remarque les symptômes les plus saillants ; la langue est dénudée complétement, rouge, lisse, sèche, souvent fendillée ; les lèvres sont desquamées aussi et en général rugueuses. Le pharynx est dans le même état, et sans doute aussi l'œsophage, car à cette période l'ingestion d'un liquide chaud ou piquant, comme le vin, les alcooliques, y détermine des douleurs très-vives et une sensation de cuisson très-pénible. Comme ces malades ne digèrent rien, les liquides qu'ils ingèrent arrivent rapidement à l'intestin, où ils occasionnent des coliques.

Les vomissements sont rares : l'appétit est souvent très-vif, ce qui résulte de ce que l'économie ne recevant rien du dehors, se consumant elle-même, a toujours besoin de réparation et témoigne ses besoins par la faim. Cette faim est si vive qu'elle pousse les malades à se procurer les aliments les plus indigestes et surtout le biscuit du bord ; j'en ai vu souvent dans le lit d'hommes morts à cette période, caché sous leur oreiller.

Le foie présente une atrophie remarquable ; il disparaît complétement sous les côtes.

Les selles sont nombreuses à cette période ; elles présentent parfois du sang, peu de mucosités, mais en dehors des moments de crises, ce qu'on y trouve surtout c'est une sorte d'ichor roussâtre, qui résulte de la désagrégation de la muqueuse intestinale. Une couche rouge brun de même nature se trouve en assez grande épaisseur à la surface de l'intestin dans les autopsies, et on l'enlève en grande quantité par le raclage. Ce sont des débris informes du tissu embryonnaire qui a remplacé la muqueuse et qui s'élimine par sa face superficielle. Cette élimination se fait par une suppuration destructive et par une sorte de pourriture d'hôpital qui, dans les dernières périodes, atteint le tissu embryonnaire.

La voix est cassée ; les malades parlent avec peine ; l'oreille est souvent dure.

L'intelligence reste intacte jusqu'aux derniers moments. Les malades meurent sans délire, sans agitation, comme une lampe qui s'éteint faute d'huile. Cette comparaison est très-juste. Le malade résiste jusqu'à ce qu'il ait consommé tout ce qu'il a à brûler, puis il s'éteint faute d'aliments de réparation.

Tel est le tableau de la maladie à la troisième période confirmée. La transition de ce degré au deuxième n'est pas brusque. On observe bien des cas sur la limite, où l'embarras est très-grand ; mais toutes les fois que la gravité fera hésiter entre le deuxième et le troisième degré, on ne devra pas balancer, et le placer dans le troisième degré ; il faut traiter dans le deuxième degré, mais ne pas trop s'avancer sur les confins de la dernière période.

Cette troisième période est en quelque sorte la terminaison normale, régulière de la diarrhée de Cochinchine ; elle survient après un temps très-variable suivant la gravité du cas. Elle est fort rare dans les cas de diarrhée chronique simple ; dans ceux qui ont débuté par la dyssenterie, elle succède à de nombreuses récidives aiguës après un temps fort variable ; parfois même dans ces cas elle manque, la maladie s'éternise sans arriver à ce degré.

Tous les malades qui meurent ne succombent pas dans cette période ; un certain nombre est enlevé par des accès cholériformes, par une récidive aiguë, ou même par une syncope, dans le cours de la deuxième ou même de la première période.

A part les cas qui sont au troisième degré, tous les cas du premier et du deuxième degré peuvent être traités, s'ils ne présentent pas une des contre-indications suivantes.

Le traitement à la chlorodyne est également contre-indiqué dans les cas où le sang est dans un état de dissolution et d'appauvrissement plus ou moins complet. Ces cas se reconnaissent très-facilement à l'hématimètre. Ainsi, dans les cas moyens on trouve que le sang contient encore de 2,850,000 à 3,500,000 globules, c'est-à-dire une diminution d'un tiers, l'état normal étant de 5,500,000. Dans les cas légers on trouve 4,000,000 à 4,500,000, mais dans les cas où le sang est complétement dissous on ne trouve plus que 1,000,000 à 1,500,000 ou 2,000,000 au plus. Dans ces cas on trouve un très-grand nombre de globules blancs ; la proportion de l'urée par litre d'urine fournit des indices importants, les phénomènes de combustion de la nutrition sont tellement réduits, que leur produit, l'urée, n'atteint que la moitié et même moins du chiffre normal ; au lieu de 23 à 25 gram. d'urée par litre on trouve un chiffre qui oscille entre 7 et 10 à 12 gram. Mais outre ces signes peu pratiques, quoique très-simples à rechercher, il y a des signes cliniques de cet état de dissolution du sang. Ainsi on observe de l'œdème, plus ou moins généralisé. Il présente des degrés très-variés, depuis une simple boursouflure de la peau de la face qui devient molle, perd son élasticité et s'enfonce sous le doigt, jusqu'à l'œdème vrai, occupant les extrémités inférieures, la face, les parties génitales et l'abdomen. Jamais il ne se rencontre aux membres supérieurs. Les points où il se trouve le plus fréquemment sont les malléoles, les jambes et la face. Il existe parfois dans l'abdomen, dans les poumons où il cause de l'œdème pulmonaire et de la gêne de la respiration. Parfois il n'y a pas d'œdème ou du moins il est à peine visible, mais la peau est blafarde, blème, molle, surtout à la face. Dans tous ces cas, les muqueuses sont pâles et décolorées. Souvent avec l'œdème, ou avec cette anémie intense, on observe une pigmentation considérable ; des sujets arrivent ainsi à avoir une couleur café au lait plus ou moins foncée, uniforme ou répartie inégalement. Cette pigmentation, qui survient en dehors de toute complication paludéenne, est de mauvais augure ; elle est l'indice d'une dissolution et même d'une décomposition des globules du sang dont le pigment se dépose dans les tissus.

La dissolution du sang entrave la guérison de deux façons : d'abord la pauvreté de ce liquide ne lui permet pas de fournir les matériaux nécessaires pour réparer la plaie intestinale qui ne se ferme pas ; ensuite la diarrhée est entretenue dans ces cas par la fluidité du sang qui continue à filtrer à travers la muqueuse.

La conduite à tenir varie suivant le degré de dissolution du sang et de l'œdème ; la pigmentation contre-indique absolument le traitement. Dans le cas où l'œdème est étendu à la face et aux membres inférieurs ou limité à l'abdomen, on obtient un résultat au début ; la diarrhée est coupée pendant quelques jours, quatre à cinq, puis elle ne tarde pas à reparaître. Le léger bénéfice que l'on obtient au début est largement compensé par l'exagération de l'œdème, due à la suppression de l'exutoire que constituait la diarrhée. Cette augmentation n'a pas beaucoup d'inconvénients à la face et aux membres, mais à l'abdomen, ainsi que je l'ai dit, elle peut déterminer des symptômes de suffocation ; donc dans les cas précités il ne faut pas intervenir.

Au contraire dans les cas où l'œdème est léger la guérison s'obtient à peu près aussi rapidement que dans les cas simples ; dès que la diarrée est coupée, c'est-à-dire dès le deuxième ou le troisième jour, le sang qui reçoit des matériaux plastiques se débarrasse de l'eau qu'il avait en excès ; les malades urinent surtout la nuit, dix à douze fois ; leur urine est claire, limpide, l'œdème disparaît, le poids du corps diminue en même temps de 2 à 3 kilog. par semaine ; les selles restent définitivement moulées. J'ai dans ma pratique cinq cas de guérison, malgré un œdème léger.

La fièvre intermittente est une complication fàcheuse ; qu'elle ait existé avant et qu'il n'en reste que les conséquences, ou que de nouveaux accès viennent à se déclarer pendant le cours du traitement, la guérison est enrayée par suite de l'appauvrissement du sang qu'elle occasionne.

Il suffit de quelques accès pour compromettre une cure qui s'annonçait sous les meilleurs auspices ; aussi si on apprenait que le malade a à ce moment ou a eu récemment des accès, on doit différer le traitement jusqu'à ce qu'ils aient été enrayés. Si la cachexie paludéenne compliquait la diarrhée, comme cela arrive parfois, on s'abstiendrait complétement.

Enfin on ne doit pas appliquer ce traitement pendant les périodes d'acuité ; à ce moment la chlorodyne cède le pas aux autres médications.

Toutes les fois que les selles contiennent du sang dans un état quelconque, qu'il soit en plaques ou en stries, qu'il soit rouge et en caillots ou noirâtre et diffluent, qu'il soit pur ou mélangé aux mucosités, le traitement est contre-indiqué. Parfois on le trouve en petite quantité sous la forme de filets dans des selles de bonne nature, en purée par exemple ; il provient alors d'un ulcère dont la cicatrice a été déchirée, mais la contre-indication n'en existe pas moins ; ces déchirures indiquent toujours un certain degré d'irritation.

Il n'y a qu'un cas où la présence du sang dans les selles n'empêche pas d'appliquer le traitement, c'est quand il provient manifestement de l'anus, ou de la portion inférieure du rectum, d'hémorrhoïdes ou de veines variqueuses ; on le reconnaît à ce que le sang est fluide, rouge, qu'il ne sort qu'à la fin de la selle, et qu'il ne lui est pas mélangé. Le malade éprouve en général dans cette région une sensation de pesanteur ou de cuisson, le toucher rectal fournira de précieux renseignements.

Le traitement est aussi contre-indiqué quand les selles renferment des mucosités sous leurs diverses formes, grumeaux d'apparence graisseuse, de couleur verte, jaune ou rouge ; quand elles sont composées de couches liquides, multicolores ; quand elles ont l'aspect des œufs brouillés ; enfin quand elles sont formées par une masse liquide au-dessus de laquelle surnage une écume plus ou moins abondante, légère, boursouflée. Les selles granuleuses en purée ressemblant à une bouillie ne contre-indiquent pas, mais elles sont d'un pronostic beaucoup moins favorable que les selles franchement séreuses.

Cette contre-indication existe surtout dans les premières périodes de la maladie. Dans quatre-vingt-dix cas sur cent la diarrhée débute par une dyssenterie plus ou moins grave qui guérit facilement par la macération d'ipéca ; mais elle ne tarde pas à reparaître. Les accès sont d'abord très-rapprochés, puis ils s'éloignent de plus en plus, en même temps qu'ils deviennent moins forts. Pendant les intervalles qui les séparent, les malades ont parfois des selles moulées ; plus souvent ils ont la diarrhée, mais en somme, dans les premiers mois, c'est la dyssenterie qui prédomine de beaucoup. C'est en Cochinchine surtout que cette prédominance est marquée ; sur les transports on la retrouve encore ; à l'arrivée en France elle est très-atténuée, mais les convalescents que l'on reçoit ont encore une grande disposition à avoir du sang et de la graisse dans leurs selles ; le moindre écart de régime, le moindre refroidissement ramène chez eux des crises aiguës peu graves, qui indiquent une grande irritabilité de l'intestin.

Cette période que j'appellerai dyssentérique dure de huit à dix mois.

Ainsi la chlorodyne trouvera d'autant moins d'applications qu'on sera plus près du début de la maladie. En Cochinchine surtout, elle ne sera guère applicable que sur les cas de diarrhée·simple ; sur les transports on trouvera à faire quelques applications, mais peu nombreuses; à l'arrivée en France, elles seront beaucoup plus fréquentes. A ce moment la diarrhée prédomine sur la dyssenterie, mais le traitement n'aura pas le même succès que dans les cas tout à fait chroniques.

Le traitement à la chlorodyne est contre-indiqué pendant toute cette période, non pas qu'il puisse être nuisible, c'est à peine s'il déterminerait une certaine irritation, mais parce qu'il ne produirait aucun effet. Pendant toute cette période les parasites sont énergiquement et solidement fixés; d'abord parce qu'ils possèdent beaucoup plus d'énergie que dans les périodes terminales, ensuite parce que le terrain sur lequel ils vivent est parfaitement disposé pour leur fixation. La muqueuse est souple, molle, élastique et leur fournit une aliméntation riche et abondante qui augmente encore leur force; aussi dans cette période ils ne sont jamais éliminés ; les médecins qui exercent en Cochinchine et à bord des transports ne les trouvent jamais dans les selles que dans des cas de diarrhée simple et même fort rarement. A l'arrivée en France ces conditions sont encore les mêmes; sur les malades qui viennent d'arriver on peut examiner toutes les selles, on n'y trouvera jamais aucune anguillule. Cette fixation intime rend compte de l'inactivité de la chlorodyne. Leur bouche étant intimement appliquée contre la muqueuse dont elles sucent le sang, il n'y a aucune communication entre leur tube digestif et la cavité intestinale, en sorte que le poison que l'on introduit dans celle-ci les enveloppe sans pouvoir pénétrer dans l'orifice buccal ; il est facile de comprendre qu'il reste alors sans effet, et que la chlorodyne à cette période soit complétement inactive.

Cette fixation est surtout énergique au début, dans les cinq ou six premiers mois de la maladie ; plus tard la muqueuse lésée, indurée, inégale, ne leur permet pas de s'appliquer aussi hermétiquement : c'est ce qui a lieu à l'arrivée des malades en France ; mais leur fixation est encore assez intime pour diminuer d'une façon sensible l'efficacité du traitement. C'est alors surtout qu'il faudra prolonger l'administration du remède pour arriver à expulser tous les parasites.

Au contraire après la période dyssentérique, les anguillules sont de moins en moins fixées, elles s'éliminent en grand nombre ; leur fixation se fait non plus sur la muqueuse même, mais sur les couches de mucosités qui la recouvrent ; alors la chlorodyne, introduite dans l'intestin, vient se mettre en contact avec leur bouche, pénètre dans leur tube digestif et les tue. Une fois mortes elles sont éliminées. Aussi les résultats merveilleux de la chlorodyne s'observent surtout quand on l'applique au delà de la période irritative, que je viens de signaler, dans la période chronique confirmée, alors que les selles sont séreuses, liquides, ou même en purée ; plus la maladie est ancienne et plus la guérison est éclatante. Cela du reste n'a rien de surprenant ; un cas qui dure longtemps est forcément un cas léger, les lésions sont nulles ou à peu près ; l'absorption n'est pas complétement entravée, sans cela le malade aurait été enlevé depuis longtemps ; les parasites, affaiblis par la continuité de leur action, sont beaucoup moins fixés, le poison agit énergiquement sur eux et, dès les premiers jours, ils sont détruits. Je possède six cas de guérison de diarrhée datant de cinq, six, douze et quinze ans, et dans tous la cure a été remarquable par sa rapidité et sa persistance. ·

Le nombre des selles importe très-peu ; plus elles sont nombreuses, plus elles sont limpides et séreuses et plus la guérison est sûre. Je crois pouvoir expliquer cet effet par ceci que le re-

mède est rapidement transporté par ces liquides abondants et
présenté à toutes les portions de l'intestin. Je possède des exem-
ples, que j'ai cités déjà du reste, de suppression instantanée de
la diarrhée dans ces cas. Le nommé Garrey avait eu trois selles
tellement abondantes la veille du traitement qu'elles représen-
taient 10 litres de liquide ; les trois jours suivants, il n'eut pas
de selle, le quatrième, une selle moulée, en vingt jours il n'a
eu que trois selles moulées. Le nommé Brincin avait eu la
veille du traitement trente selles, il avait rempli trois vases ; le
lendemain, deux selles ; le surlendemain, une.

Un symptôme très-favorable est la présence d'anguillules
dans les selles ; c'est une preuve qu'elles sont mal fixées, que la
maladie est à une période où elles ont perdu leur activité et où
la chlorodyne en aura facilement raison.

Les conditions les plus favorables à la réussite sont la conser-
vation de l'embonpoint et des couleurs de la face ; mais un amaigrissement très-prononcé et la pâleur, quand elle n'est pas trop
grande, ce qui est un signe de cachexie, ne sont pas des contre-indications. J'ai vu même des cas où un amaigrissement effrayant,
analogue à celui de la troisième période, coïncidait avec un degré de gravité moyen et n'empêchait pas la réussite de la chlorodyne. Cette émaciation se distingue de celle de la troisième
période parce qu'elle coïncide toujours avec des selles séreuses,
excessivement abondantes, de bonne nature ; tandis qu'à la troisième période les selles sont beaucoup moins abondantes et de
mauvaise nature. Les symptômes généraux ne sont pas graves ;
la face conserve encore une certaine animation et un peu de couleur ; le moral est bon, l'appétit persiste et il est même très-vif ;
les digestions se font encore ; les forces sont peu prostrées. Cet
amaigrissement si effrayant est dû à un véritable flux colliqua-
tif, tandis qu'à la troisième période il est dû à l'autophagie à laquelle le malade est en proie par suite de la cessation complète

de l'absorption intestinale. Dans ces cas la diarrhée est arrêtée, mais on comprend que la convalescence sera excessivement longue, le sujet mettra deux et trois mois à récupérer ce qu'il avait perdu.

L'absence d'atrophie des viscères, de la rate et du foie, ou une atrophie modérée sont de bonnes conditions. Par suite de la cessation de la diarrhée on voit ces organes récupérer rapidement leurs dimensions primitives.

C'est surtout dans le mode d'administration du remède que l'expérience m'a conduit à apporter des modifications importantes. Depuis un mois et demi, j'ai essayé sur huit malades de prolonger la chlorodyne pendant vingt jours en diminuant progressivement les doses ; de ces malades, trois étaient au premier degré, cinq au deuxième ; chez tous la guérison a été non pas plus rapide, mais bien plus solide ; ils n'ont présenté ni récidive ni cette susceptibilité de l'intestin à l'alimentation que l'on observe parfois après avoir cessé la chlorodyne.

Avant d'exposer ce nouveau mode que je prescris aujourd'hui à tous mes malades, je crois utile de revenir sur certains détails du traitement qui me paraissent avoir beaucoup plus d'importance qu'on pourrait le croire au premier abord.

Le régime est un des éléments essentiels du traitement ; avant de traiter un malade il faudra toujours s'informer s'il est en état de se le procurer ; les meilleures conditions pour cela sont la vie de famille et une certaine aisance. On exigera de lui une promesse formelle qu'il le suivra pendant tout le temps nécessaire. S'il ne peut pas se procurer le régime ou s'il refuse de s'y soumettre on doit refuser de le traiter. Toutes les fois que la position sociale du malade lui permet d'entrer à l'hôpital on devra l'y envoyer. Ces établissements réunissent toutes les conditions de calme, d'isolement et de régime utiles au succès de la médication.

On ne peut pas dire que le régime joue un rôle essentiel, c'est à la chlorodyne qu'il appartient, mais son aide est indispensable.

Ce régime est simple et n'a rien de désagréable. Il se compose dans la première semaine de crème de riz, de jus de viande et de confiture de coings ; dans la deuxième, de potages, œufs, poisson, viande rôtie ; mais malgré cela il est assez rare que les malades s'y soumettent exactement pendant tout le temps qu'on l'exige d'eux. J'ai déjà signalé quelques infractions, mais depuis j'en ai eu beaucoup moins à déplorer, parce que j'ai évité de traiter les malades qui ne se trouvaient pas, à ce point de vue, dans des conditions satisfaisantes.

Mais si les infractions sont fâcheuses, la mauvaise préparation de ces aliments ne l'est pas moins et malheureusement il n'arrive que trop souvent que, faute de quelques notions culinaires, la crème de riz et le jus de viande sont mal préparés ; qu'au lieu de constituer des aliments liquides, facilement assimilables, ils représentent des mets lourds, indigestes, qui vont à l'opposé du but que l'on se propose d'obtenir.

Aussi ne crois-je pas déroger en indiquant minutieusement comment on peut obtenir de la crème de riz et du jus de viande de bonne qualité.

La crème de riz doit être parfaitement homogène ; en crème, à un degré moyen de fluidité, elle ne doit être ni liquide, ni en gelée consistante.

Elle doit être préparée peu avant le repas ; si on la fait trop d'avance, la veille par exemple, elle subit un phénomène dit de liquation, par suite duquel elle se segmente en grumeaux, d'un volume qui varie entre celui d'un pois et celui d'une aveline, durs, compactes, insolubles dans l'eau, même bouillante ; qui résistent probablement aux sucs digestifs et constituent à la surface de l'intestin un corps étranger, dont le contact irritant détermine des coliques, des borborygmes et ramène des selles liquides.

Pour la faire il y a deux procédés.

Le meilleur et surtout le plus commode est le suivant :

On prend de la farine de riz pure, telle qu'on la vend dans les bonnes épiceries, sous le nom de crème de riz, ou de fleur de riz, en paquets de 250 gram. Nous supposerons qu'on veut en faire une assiette ; on verse la quantité d'eau froide nécessaire dans un plat, on remplit une cuillerée à soupe de la farine, puis on la fait tomber dans l'eau contenue dans le plat, en la saupoudrant avec une main, et en remuant avec l'autre, munie d'une cuillère, le liquide, jusqu'à ce que la dissolution de la farine soit complète ; alors il suffit de mettre le plat sur un feu doux, et de chauffer jusqu'à ce que la consistance soit au degré voulu. Si on désire la sucrer, on fait dissoudre la farine, puis on ajoute le sucre et on met au feu.

Ce procédé est très-commode et très-expéditif ; dix minutes suffisent pour obtenir une crème de riz excellente, parfaitement dissoute et d'un goût très-agréable.

Le deuxième procédé donne un produit bien inférieur, et il est beaucoup plus long. Aussi ne devra-t-on l'employer qu'à défaut de farine de riz. On met du riz bien blanc et bien propre dans de l'eau froide, trois ou quatre volumes pour un de riz ; on fait chauffer progressivement jusqu'à l'ébullition ; on la prolonge jusqu'à ce que le riz soit complétement crevé, et puisse être écrasé facilement sous la pression d'une cuillère ; on le broie dans l'eau qui a servi à le faire bouillir ; puis on le passe à travers un linge fin qu'on dispose en nouet ; l'expression ne doit pas être trop forte de façon à ce qu'il ne passe que la portion fluide de la crème. Ce procédé ne donne jamais une crème aussi limpide que la farine.

Quand au jus de viande, sa préparation doit être faite avec

certaines précautions ; on prend de la viande de bœuf, fraîche et de bonne qualité ; on doit prendre de préférence l'arrière-train, ce qu'on nomme la culotte, c'est cette partie qui donne le plus de rendement ; on la débarrasse de toutes les portions tendineuses et surtout de la graisse qu'elle peut renfermer ; on ne conserve absolument que la partie rouge, la fibre musculaire. Une fois qu'elle est ainsi préparée, on la coupe en tranches épaisses d'un bon travers de doigt, et on la présente à un feu très-vif, de façon à saisir la couche superficielle, qui est ainsi légèrement carbonisée et forme une barrière au jus, contenu dans l'épaisseur de la tranche. Cette petite opération doit se faire avec un gril double ; entre les deux grilles on place la tranche, et on la présente successivement au feu par ses deux faces, puis on la coupe en morceaux gros comme une noix et on la place sous la presse, (ces presses à faire du jus de viande se trouvent chez tous les quincaillers); le suc recueilli est le jus que l'on doit boire. On peut le saler alors, mais il est préférable de mettre le sel sur la viande avant de la faire griller ; il semble que la quantité de jus que l'on obtient est alors plus considérable. En général elle est un tiers du poids de la viande, de sorte que pour avoir 250 gram. de jus il faut employer 750 gram. de viande, c'est-à-dire une livre et demie. Si malgré le triage de toutes les portions graisseuses et tendineuses il se formait à la surface du jus une couche graisseuse ; on devrait attendre qu'elle fût bien formée et l'enlever alors avec une cuillère.

La confiture que l'on emploie doit être la gelée de coings. Je n'ai pas besoin de parler de sa préparation ; on peut se la procurer partout dans de très-bonnes conditions.

Les soupes que je prescris maintenant dans la deuxième semaine du traitement doivent être préparées de la façon suivante : elles peuvent être faites au tapioca, au sagou, aux pois verts.

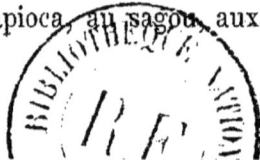

On fait cuire ces substances suivant les procédés ordinaires, mais complétement, jusqu'à ce qu'il y ait dissolution complète ; pour les pois, jusqu'à ce qu'ils puissent être complétement écrasés. Pour éviter qu'aucun débri végétal ou que les parties solides restent dans le potage, on le passe à travers un nouet de linge fin et on ne prend que la portion qui a passé. Pour rendre ces soupes plus nourrissantes j'y fais ajouter du jus de viande, et je permets de les épicer avec un peu de sel. Il va sans dire qu'il ne doit entrer dans leur préparation ni huile, ni beurre, ni graisse. Les ingrédients seront cuits dans l'eau pure.

Certaines précautions sont utiles à observer pendant ce traitement : les malades devront porter de la flanelle ; ils éviteront les courants d'air et toutes les causes de refroidissement ; les ablutions seront faites à l'eau tiède ; ils éviteront de prendre des bains pendant les deux premières semaines ; les appartements seront chauffés en hiver ; ils ne sortiront pas pendant les temps froids et humides ; mais une promenade peu prolongée au soleil, par un temps doux, ne pourra que leur être utile ; le froid aux pieds doit surtout être évité ; on sait combien la réfrigération de cette partie retentit sur les viscères abdominaux ; elle suffit à déterminer des coliques et des dérangements chez les personnes bien portantes, à plus forte raison chez ceux qui ont la diarrhée de Cochinchine. Les malades qui la nuit ne pourraient se réchauffer les extrémités inférieures doivent y ramener la chaleur au moyen de moines ou simplement de bouteilles remplies d'eau chaude.

Le calme est indispensable aux malades pendant le traitement ; ce n'est pas qu'ils doivent se condamner à une inaction absolue ; mais autant que possible, si leur profession exige un exercice physique ou intellectuel trop prolongé, on doit exiger d'eux qu'ils y renoncent momentanément. Dans plu-

sieurs cas, j'ai constaté la fàcheuse influence de la fatigue, surtout physique.

Les excès vénériens doivent être soigneusement évités. Tout
le monde connaît leur influence pernicieuse dans la diarrhée de
Cochinchine et j'ai eu l'occasion de la constater.

Le traitement étant décidé et reconnu opportun, il est bon de
ne le commencer que douze heures après le dernier repas
qu'aura fait le malade, et de le laisser à la diète pendant cet
intervalle.

Le nouveau mode de traitement dont j'ai reconnu l'efficacité
ne diffère de l'ancien que parce que la chlorodyne au lieu d'être
donnée pendant huit jours est prolongée jusqu'au vingtième
jour.

Voici le tableau du traitement :

Première période. — Huit jours.

7 heures du matin. Une assiette de crème de riz.

9 heures. Chlorodyne, 8 gouttes ; on verse dans un verre à
fond plat un doigt d'eau pure, ce qui représente à peu près 50
gram., on agite bien le flacon pour mélanger le précipité qui
peut s'être formé, on verse les gouttes, on agite fortement avec
une cuillère, pour avoir un mélange parfait; on avale d'un
trait.

Les gouttes doivent être fortes et si celle qu'on a versées
étaient trop petites on devrait y suppléer en en ajoutant deux
ou trois.

J'ai déjà dit dans un précédent ouvrage que le compte-gouttes
ne doit pas être employé. Je crois devoir revenir sur ses inconvénients ; d'abord les gouttes qu'il donne, passant par un orifice très-étroit, sont si petites qu'elles représentent à peine la
moitié d'une goutte ordinaire, de sorte qu'il faudrait pour avoir

la dose voulue en augmenter le nombre. On pourrait il est vrai remédier à cet inconvénient en agrandissant le calibre de l'orifice du tube ; mais cela exigerait une fabrication spéciale de l'instrument. De plus il est complétement inutile avec le produit que j'ai obtenu ; préparée par mon procédé la chlorodyne est si limpide, elle coule si facilement que les gouttes qui tombent du flacon entr'ouvert sont parfaitement égales et homogènes.

11 heures. Une assiette de crème de riz ; 125 gram. de jus de viande ; confiture, deux cuillerées.

2 heures de l'après-midi. Chlorodyne comme à 9 heures.

6 heures. Même repas qu'à 11 heures.

Dans la journée, si le malade a soif, il pourra prendre de la tisane de riz gommé sucré, mais elle devra être tiède ; l'ingestion d'un liquide froid pourrait éveiller la susceptibilité de l'intestin.

Deuxième période. — Douze jours.

Du 9e jour au 12e jour. Régime : Repas aux mêmes heures, à 7 heures du matin, 11 heures et 6 heures du soir, composés des mêmes aliments, s'ils ne répugnent pas au malade ; s'il ne peut plus supporter la crème de riz, il la remplacera par un des potages additionnés de jus de viande dont j'ai indiqué la préparation. Il les prendra aux mêmes heures. Prescription : Chlorodyne, 9 heures du matin et 2 heures de l'après-midi, 6 gouttes matin et soir.

Du 12e au 20e jour. Prescription : Chlorodyne, 4 gouttes matin et soir, aux même heures que précédemment.

Du 12e au 15e jour. Régime : Trois potages au jus de viande par jour, et un œuf à la coque à chaque repas.

Du 15e au 18e jour. Régime : Trois potages ; deux œufs à chaque repas ; poisson ; eau vineuse pour boisson.

Du 18ᵉ au 20ᵉ jour. Régime : Trois potages, œufs, viande rouge grillée et coupée en petits morceaux; eau vineuse pour boisson.

Les malades quand ils ont du poisson et de la viande grillée à manger ne doivent pas oublier de bien les mâcher afin de constituer un bol qui ne puisse pas irriter les muqueuses à son passage.

J'ai renoncé complétement à donner à mes malades du café et du vin dans cette période ; j'ai observé plusieurs fois qu'en les prescrivant aussitôt après la cessation de la chlorodyne, ils amenaient manifestement des coliques et parfois même des selles liquides ; aussi je ne leur permets l'eau vineuse qu'au quinzième jour.

J'ai supprimé aussi l'extrait de quinquina ; dans certains cas il produit de bons effets, mais dans beaucoup d'autres, il m'a paru exagérer l'appétit qui est déjà très-vif, pousser les malades à commettre des écarts de régime et amener dans l'estomac des sensations douloureuses.

A partir du vingtième jour les malades pourront prendre du pain et des aliments solides. Mais ils devront éviter encore les aliments gras, et choisir de préférence les viandes blanches, le poisson, le poulet, les viandes rouges rôties, les œufs, les omelettes, et surtout les soupes maigres de riz et tapioca, de légumes secs, en ayant soin de passer ces dernières. Ces aliments seront d'autant mieux supportés qu'ils seront plus parfaitement mâchés; ils devront éviter les excès de régime; le vin leur sera très-utile ; dans les cas où il reste une grande faiblesse le vin de Malaga sera avantageusement prescrit.

Le fer, le simarouba, la décoction de quinquina rendraient de grands services contre l'anémie qui persiste après la cessation de la diarrhée.

Les malades devront encore se prémunir contre les vicissitudes atmosphériques, éviter les refroidissements, les veilles, les fatigues; après trois ou quatre semaines de ces précautions, ils pourront reprendre le genre de vie et le régime des gens bien portants.

L'expérience m'a amené à supprimer complétement le lait dans le traitement que je préconise. J'ai eu souvent occasion de constater que cet aliment cause très-fréquemment au début de son administration de véritables indigestions ; il occasionne des nausées, des borborygmes ; les selles deviennent plus fréquentes et s'accompagnent de coliques ; parfois aussi, de séreuses, elles deviennent brouillées, en purée ; j'ai vu même du sang s'y montrer sous cette influence. Si on les examine on y trouve du lait non digéré facilement reconnaissable au microscope. Cette période d'intolérance dure parfois de trois à cinq et même huit jours ; ensuite le lait commence à produire l'amélioration qu'il donne presque toujours. Il est évident que si on le donne à des malades en traitement à la chlorodyne, ils auront à traverser cette période d'indigestion, qui ne peut qu'entraver et annuler même l'effet constipant du remède. Outre l'irritation que produit l'indigestion, le lait coagulé absorbe complétement le remède et l'empêche de se mettre en contact avec la paroi de l'intestin. Du reste j'ai pu constater plusieurs fois que chez des malades qui avaient pris du lait sans me consulter et qui n'avaient pas pu le digérer la diarrhée persistait et augmentait encore. Avec le lait pur, qu'on ne peut guère trouver ni dans les hôpitaux ni dans les villes, cette intolérance est beaucoup moins marquée, mais elle existe néanmoins; aussi je crois devoir le proscrire formellement.

Après la période pendant laquelle est administrée la chlorodyne, les astringents végétaux trouvent une application très-utile. La chlorodyne a détruit la cause essentielle de la maladie, la plaie intestinale s'est cicatrisée, dès qu'elle a cessé d'être irritée par les piqûres des parasites; mais, néanmoins, la muqueuse, surtout dans les cas un peu graves, conserve une sensibilité très-prononcée, qui se traduit par de légères coliques, par un retour de diarrhée. Ces récidives sont passagères ; les selles sont peu nombreuses et elles cèdent sous l'influence de l'abstinence et des moyens thérapeutiques les plus simples ; elles surviennent surtout sous l'influence d'une alimentation indigeste, d'un refroidissement, d'une fatigue exagérée. Or les astringents végétaux paraissent prévenir sûrement ces accidents ; avant le traitement, leur effet était presque nul parce que la cause irritante venait l'entraver et reproduire les troubles qu'ils avaient fait cesser ; mais dès que celle-ci est enlevée, ils reprennent toute leur efficacité et rien ne vient plus entraver leur action. Leur action est évidemment locale ; c'est un topique qui vient se mettre en contact avec la muqueuse, la resserre, la fortifie et facilite sa réparation. Tous les astringents peuvent être utilisés dans ce but, mais la combinaison la plus utile me paraît être celle qui associe le ratanhia, le simarouba et l'opium.

La formule que j'ai adoptée est la suivante :

Extrait mou d'opium 0ᵍ40
Extrait de ratanhia . . . . 20 »
Poudre de simarouba . . . . 20 »

F. s. a. 100 pastilles ; aromatiser avec la vanille.

Son action narcotique donne à l'intestin une tolérance qui paraît favoriser beaucoup l'action des astringents. La meilleure forme pour les administrer est en pastilles ; celles-ci fondues dans la bouche exercent d'abord leur action salutaire sur la muqueuse buccale et œsophagienne qui est encore souvent desquamée et irritée, même après la cessation de la diarrhée, et ensuite sur tout le reste du tube digestif ; on devra en prendre cinq à six dans l'intervalle des repas.

Du reste quel que soit leur mode d'action, il est certain que ces astringents paraissent hâter la guérison et prévenir toute récidive. Comme leur administration est très-facile et peu coûteuse, on ne devra jamais négliger ce moyen adjuvant qui est très-efficace. Depuis ces derniers temps je l'ai appliqué sur plusieurs malades et j'ai obtenu des résultats qui m'ont déterminé à en généraliser l'emploi.

Ce nouveau mode de traitement donne de très-grandes garanties contre la récidive ; je crois même pouvoir affirmer qu'il en préservera définitivement ; c'est un surcroît de précaution qui sera peut-être inutile dans bien des cas, dans ceux du premier degré par exemple et au deuxième degré peu avancé, où la guérison est solide après huit jours de traitement à la chlorodyne ; mais dans beaucoup d'autres cas, il augmentera beaucoup les chances de guérison, par exemple, dans les cas récents, appartenant encore à la période irritative, où la diarrhée est souvent interrompue par de la dyssenterie. Il semble, comme je l'ai dit, qu'à cette époque les anguillules étant plus solidement et plus énergiquement fixées sont tuées et détachées avec beaucoup plus de difficulté ; aussi, chez deux de ces malades, on en trouvait encore dans les selles de vivantes au sixième et au septième jour, preuve qu'il en existait encore dans l'intestin et que l'action du médicament a besoin d'être prolongée davantage pour l'en débarrasser complétement ; dans tous les cas cette prolongation de la chlorodyne aura le grand avantage de tuer les nouvelles générations d'anguillules qui pourraient se former dans l'intestin, aux dépens des œufs qu auraient pu persister dans l'intestin. Elle donne beaucoup plus de garanties au point de vue de l'expulsion de la cause essentielle.

En outre la chlorodyne, par la morphine probablement, par

l'éther et le chloroforme qu'elle renferme et par l'anesthésie qu'ils produisent, donne à l'intestin une tolérance remarquable pour l'alimentation ; la prolongation n'aurait-elle que l'avantage de continuer la tolérance et de laisser à l'intestin le temps de se consolider qu'on devrait s'empresser de l'accepter.

En définitive j'espère qu'avec les modifications que je lui ai apportées, le traitement à la chlorodyne, appliqué dans les cas où il est rationnellement indiqué, ne donnera plus les rares déceptions qu'il a présentées jusqu'ici.

J'ai reçu des nouvelles récentes de presque tous mes malades : Henriot ; Mayeux, maître voilier au Val près Brignoles ; Loubeyre, sergent-fourrier ; Roumieux était méconnaissable et positivement obèse ; André m'écrit qu'il reprend des forces et que sa guérison s'achève ; Chauvicourt et Mazéas vont bien aussi ; Luobert, le chef armurier du Pont-du-Las, prétend se porter mieux qu'avant sa maladie ; Bertrand, Ferdinand, à Bandol, cambusier des messageries, m'adresse des cartes postales d'une naïveté très-grande où il m'exprime sa reconnaissance en termes très-élogieux. M. Delaforet de Divonne, enseigne de vaisseau, a obtenu aussi une guérison complète. Deux cas de guérison fort remarquables sont aussi ceux de M. Simon Aiguier, rentier à la Valette ; ce cas était très-bizarre, les vomissements alternaient régulièrement avec la diarrhée. Dès le début du traitement, il est resté cinq jours sans selles et sans vomissements, puis il a eu des selles moulées ; depuis deux mois sa guérison est parfaite. M. Guérin, deuxième maître voilier à la Valette, a guéri aussi quoique étant dans des conditions qui me faisaient craindre pour le succès : œdème léger des membres

et de la face ; œdème pulmonaire. Il a eu aussitôt une diurèse
très-abondante ; l'œdème a disparu, et, il y a quelque temps,
quand il est revenu me voir, sous son uniforme, je ne l'ai pas
reconnu d'abord, tant sa figure était changée ; je puis encore
citer le cas de M. Dubus, cuisinier du commandant de l'*Alexan-
dre*. J'ai reçu des cartes postales des quatre malades que j'avais
à la salle 14, Duberney, Boiron, Boutin, Brincin. Tous m'af-
firment que leur guérison est parfaite, et ils m'envoient tous
leurs remerciements, ainsi que ceux de leurs parents. J'ai outre
cela plusieurs malades en cours de traitement, qui sont dans
un état excellent, et ne tarderont pas à être complétement
guéris.

En somme parmi les malades que j'ai soumis au premier traitement, le plus grand nombre a obtenu une guérison solide et
définitive ; toutes les récidives que j'ai observées peuvent être
attribuées à des infractions au régime, ou à l'hygiène prescrite
pour ce traitement, dans quelques cas à la négligence d'une
contre-indication.

Le nommé Thabot m'a écrit qu'il a été repris par la diarrhée,
mais cet homme a commis pendant son séjour à l'hôpital de
nombreux écarts de régime ; il s'était entendu avec un infirmier
de la salle qui lui vendait tous les jours des fruits, de même qu'à
plusieurs autres malades. D'après ses camarades il est parti en
congé, ayant encore la diarrhée, mais il l'avait dissimulée, de con-
cert avec l'infirmier, son complice, qui jetait les selles liquides.

Le nommé Billard, infirmier-major, après avoir éprouvé une
certaine amélioration, a vu revenir sa diarrhée ; mais il avait,
outre un œdème généralisé, une anémie profonde compliquée
de pigmentation. Je l'avais bien prévenu d'avance que dans l'é-
tat où il était il ne devait pas compter sur la guérison. Je ne
l'ai traité que par complaisance, et pour ne pas résister à ses
prières. J'ai eu récemment l'occasion de revoir ce malade. La

diarrhée a cessé, il a tous les jours une selle de bonne nature et dure ; il est rentré à l'hôpital pour un catarrhe bronchique chronique et de nature suspecte.

Le nommé Ballocourt, contre-maître aux travaux hydrauliques, a récidivé après avoir eu des selles moulées ; mais cet employé avait à faire des courses incessantes d'un atelier à l'autre, toute la journée, ce qui le fatiguait beaucoup ; il évaluait à 10 kilom. le chemin qu'il faisait dans vingt-quatre heures. Je lui ai fait avoir un repos de quatre jours ; il n'a pas voulu le prolonger sous prétexte qu'il était indispensable à son service, et peu après la diarrhée a repris. La traitement a été incomplet dans ce cas.

J'ai cité déjà des infractions commises dans la salle 14 par quatre malades, qui récidivèrent plus ou moins gravement, et par plusieurs officiers qui se sont tous montrés rebelles à mes prescriptions.

M. Autric, médecin principal de la marine, après avoir eu pendant huit jours pas de selles ou des selles moulées, a eu une légère récidive ; selles liquides tous les deux à trois jours. Il était à la période d'irritation où les anguillules sont fixées ; on n'en avait jamais trouvé dans ses selles, malgré de fréquents examens. Il fallait pour chasser les parasites que le traitement fût prolongé. Il a repris la chlorodyne ; les selles de liquides sont devenues pâteuses, puis moulées et je ne doute pas que sa guérison se confirme.

Toutefois malgré les succès obtenus par le traitement primitif, je crois que le nouveau mode donnera encore plus de solidité à la guérison et achèvera d'établir la réputation de la chlorodyne, qui, du reste, commence maintenant à prendre une place importante dans la thérapeutique de la diarrhée de Cochinchine.

Pour dissi er les doutes que pourraient avoir ceux qui lisent mes observations sur leur authenticité, j'ai l'intention de publier prochainement les nombreux autographes des personnes que j'ai traitées par correspondance, les lettres de remerciement ainsi que les certificats. Ce sera une histoire de la guérison de mes malades écrite par eux-mêmes.

J'ai dû modifier la formule que j'avais donnée dans la précédente édition et qui m'avait été indiquée par M. Mainard que j'avais chargé de préparer le remède. En la faisant appliquer j'ai pu reconnaître que le produit obtenu avait l'apparence de la chlorodyne, mais qu'il n'en avait ni le goût ni l'efficacité. Il produisait une sensation de brûlure vive à la bouche et à l'œsophage et déterminait, aussitôt arrivé dans l'estomac, des nausées et des coliques. Je ne doutai pas un instant que j'avais été trompé par M. Mainard. Il reconnut lui-même que la formule qu'il m'avait indiquée était vraie, sous le rapport du nombre et de l'espèce des ingrédients, mais que les doses étaient faussées. Malgré mes instances réitérées, désirant conserver le monopole de ce remède, comptant que ses manipulations ne pourraient être retrouvées par personne, il a refusé absolument de me révéler les doses qu'il avait employées. Je me suis mis alors à faire des expériences et après quelques tâtonnements je suis arrivé à obtenir le produit qu'il prépare, avec les mêmes qualités au point de vue du goût, des sensations et de l'efficacité. Je l'ai essayé sur deux malades et j'ai obtenu des résultats aussi parfaits que possible. Il est même supérieur comme produit pharmaceutique.

FORMULE

Chloroforme	20ᵷ »
Ether sulfurique	15 »
Acide perchlorique à 23° Baumé	20 »
Teinture de cannabis indica	7 50
Teinture de capsicum annuum.	15 »
Chlorhydrate de morphine	7 50
Acide cyanhydrique au 24ᵉ	6 »
Huile essentielle de menthe poivrée. . . .	7 50
Mélasse pure	400 »

MODE DE PRÉPARATION

Mettez le chlorhydrate de morphine dans un mortier, triturez-le pour le réduire complétement en poussière ; versez de l'eau distillée, en quantité suffisante pour le dissoudre.

Quoique la solution se fasse bien, il est néanmoins nécessaire de filtrer le soluté ainsi obtenu, parce que le chlorhydrate de morphine n'est jamais absolument pur ; il renferme des particules blanchâtres insolubles qui résistent à un grand excès d'eau, flottent dans le liquide et ne peuvent être séparées que par la filtration. L'opération doit être conduite aussi rapidement que possible ; on peut la faire en quinze minutes, si on est assisté de deux aides qui pèsent les substances et les versent, pendant que l'opérateur triture les produits.

Ajoutez tous les autres composants dans l'ordre suivant : acide perchlorique, teintures de cannabis et de capsicum, acide cyanhydrique, huile essentielle de menthe, chloroforme, éther, puis la mélasse. Pendant tout le temps de l'opération agitez vivement avec le pilon. Dès que la mélasse est parfaitement mélangée versez aussitôt dans un flacon bouché à l'émeri et en verre bleu, de façon à prévenir l'évaporation des substances volatiles, et secouez énergiquement le flacon pendant quelques instants.

L'acide perchlorique doit être à un degré d'hydratation inter-médiaire entre l'acide dit normal, qui est susceptible de faire explosion au contact du bois, du papier, ou même dans le flacon et qui ne peut être distillé, et l'acide quadrihydraté qui se présente sous la forme de cristaux. Il est limpide, incolore, parfois un peu teint en jaune, dense, huileux, n'expose jamais à la détonation et charbonne seulement le papier sans le détruire, avec de petites crépitations, quand on le place au-dessus d'une lampe à alcool après l'en avoir humecté. On l'obtient en distillant l'acide hydro-fluosilicique en grand excès sur du chlorate de potasse, on évapore une grande partie de l'eau à 120° ou même à 150° : une fois cela fait on distille le reste à 200°. Des vapeurs blanches remplissent la cornue. Les premières parties qui passent sont à un degré d'hy-dratation inférieur à celles qui viennent ensuite ; on continue à distiller, et on arrête aussitôt qu'il commence à se déposer des cristaux dans le col de la cornue ; on le débarrasse des acides sulfurique et chlorhydrique qu'il contient par le perchlorate de baryte et le perchlorate d'argent ; on le rectifie par la distillation. Cette préparation ne présente pas de danger, mais elle est lon-gue et difficile ; je crois qu'il est préférable d'emprunter ce produit au commerce qui le livre en parfait état et à des prix relativement modérés. Un kilog. qui vaut 100 fr. suffit à faire 13 litres de chlorodyne.

Le produit obtenu par ce procédé est limpide, transparent, d'une couleur marron tirant sur le rouge ; il est très-coulant, n'adhère pas au vase qui le contient. Versé dans l'eau il ne forme pas des gouttelettes huileuses, mais s'étale et se dissout presque immédiatement. Comme le chlorhydrate de morphine est par-faitement dissous, il ne donne aucun dépôt malgré un repos prolongé ; avec les autres procédés, ce corps est en suspension.

Si on laisse reposer le liquide, on ne tarde pas à voir se déposer au fond une couche granuleuse, blanchâtre plus ou moins épaisse qui ne saurait être autre chose que ce sel et qui en est exclusivement formé.

Les avantages de cette dissolution sont faciles à comprendre : tous les ingrédients étant parfaitement disssous, toutes les parties du liquide en contiennent la même proportion ; les gouttes sont homogènes et parfaitement égales ; on n'a même plus besoin d'agiter le flacon avant de les verser. Avec la chlorodyne préparée par M. Mainard cette précaution était indispensable et, si les secousses imprimées donnaient un mélange suffisant dans un grand flacon à moitié rempli, il n'en était pas de même dans un petit flacon complétement rempli ; l'impulsion donnée ne pouvait se transmettre à la masse liquide et le mélange ne se faisait que très-imparfaitement ; aussi malgré cette précaution, les premières gouttes versées ne contenaient que les parties liquides, et après deux à trois jours il ne restait dans le flacon que le dépôt sous la forme d'une boue noirâtre, qui ne pouvait pas s'écouler ; avec le produit que j'ai obtenu, cet inconvénient est complétement supprimé ; même sans secouer le flacon les gouttes sont les mêmes au dernier comme au premier jour.

Maintenant que la formule sera connue j'espère qu'on en fera l'application dans les laboratoires des hôpitaux ; d'autant plus que sa préparation est très-facile et que le prix de revient est très-minime ; la dose de 15 gram. dans un flacon bouché à l'émeri peut être vendue au prix de 5 fr. par les pharmaciens.

J'insiste surtout sur sa préparation parce que la chlorodyne est préparée à l'étranger suivant une foule de formules diverses, et que, à part celle que l'on trouve dans l'Inde et qui renferme, il est vrai, tous les ingrédients de la formule de Nysten, mais qui présente au point de vue du goût et des sensations qu'elle occasionne certains inconvénients que j'ai signalés, il en existe une foule d'autres qui ne contiennent que quelques-uns de ces ingrédients : du chloroforme, de l'éther, beaucoup de mélasse; souvent même des substances étrangères à sa composition : chloral, noix vomique. Ces chlorodynes ont une grande efficacité dans les affections spasmodiques, mais elles n'ont pas du tout l'effet parasiticide qui rend ce remède si efficace dans toutes les affections dues à la présence de parasites dans le tube digestif.

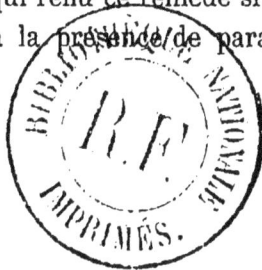

13

www.ingramcontent.com/pod-product-compliance
Lightning Source LLC
Chambersburg PA
CBHW070750220326
41520CB00053B/3794